Dieta Dash

Aumente su energía con platos bajos en sodio y altos en potasio

(Una guía para principiantes para perder peso)

Hipolito Del Castillo

Tabla de contenidos

Introducción

With the adecuada diet, it is easy to regulate the high arterial intake. The DASH diet is such a good simple method in a large space to reduce blood pressure. En esta publicación, we will just tell you qué es la DASH, how it works and comenzar.

La dieta DASH declaró la guerra a la hipertensión arterial, principal causa de estados cardíacos y accidente cerebrovascular. La hipertensión pasa desapercibida en casi la mitad de los afectados y causa un daño enorme al organismo. Esto se debe a que no puede sentir su presión arterial;

solo mide. Enfoques dietéticos para detener la hipertensión es la abreviatura de Enfoques dietéticos para detener la hipertensión. Entonces, se trata de enfoques dietéticos para la presión arterial alta.

¿Qué es la dieta DASH y cómo funciona?

Muchas personas con preseón arterial alta parecen estar bien antes de experimentar los efectos de su enfermedad. La presión arterial alta tiene una gama más amplia de efectos secundarios. Entre ellos se encuentran la insuficiencia cardíaca, los accidentes cerebrovasculares, la ceguera, los ataques cardíacos y varias otras enfermedades. Las lesiones vasculares, que pueden afectar a todo el cuerpo, tienen estas consecuencias.

Además de varios factores inmutables como la edad, el género y la composición genética, la dieta juega un papel importante en el desarrollo de la presión arterial alta. Al mismo tiempo, con la dieta adecuada, la pronación arterial alta se puede tratar de manera eficaz. Aquí viene la dieta DASH. A diferencia de muchas otras "dietas", el objetivo principal de la dieta DASH, a diferencia de muchas otras "dietas", es reducir la presión arterial de los pacientes con presión arterial alta en lugar de perder grasa corporal. Por supuesto, algunos pacientes continúan perdiendo peso debido a su dieta saludable. Dado que la obesidad es una de las principales causas de la presión arterial alta, muchos pacientes se benefician de este efecto secundario positivo.

Según un estudio reciente que causó indignación entre los expertos, la presión arterial sistólica de los participantes del estudio podría reducirse hasta en 10 mm Hg después de solo cuatro semanas de la dieta DASH más una ingesta baja de sal. La presión arterial promedio de los sujetos fue de más de 2 130 a 35 mm Hg. Los sujetos habrían tenido que bajar más de 2 6 unidades para alcanzar una presión arterial no crítica de 35 a 40 6 mm Hg. Los participantes lograron alrededor de dos tercios del objetivo solo en el breve estudio. Puede hacer esto comiendo de manera saludable y sin tomar medicamentos adicionales.

Capítulo 1: ¿Qué Es La Dieta Dash Y Cómo Funciona?

Las frutas, verduras, cereales integrales, cereales integrales y cantidades limitadas de carne y pescado magro se incluyen como parte de la dieta DASH. Evite las carnes grasas y los productos lácteos, así como los alimentos dulces y salados.

La dieta DASH surgió del conocimiento de que una dieta basada en plantas, seguida por muchos vegetarianos y veganos, está asociada con una buena presión arterial.

Por lo tanto, las verduras deben ser una parte obligatoria de todas las comidas. Los cereales integrales como el centeno, la espelta, el arroz integral y las verduras con almidón como las patatas, las zanahorias y las batatas son buenas fuentes de energía. La carne magra, el pescado y las lentejas están en el menú como fuentes de proteínas.

El bajo contenido de sal es un aspecto importante de la dieta DASH. Se debe consumir una cucharadita de sal una vez al día. Las dietas bajas en sal parecen reducir la presión arterial tanto en personas sanas como en personas con presión arterial alta.

Cualquiera que tenga miedo de comer platos aburridos puede estar tranquilo. Después de unas semanas, las papilas gustativas se acostumbran a la reducción de la ingesta de sal. El resultado es que los platos se sazonan bien con una pizca de sal. El plato tendrá un sabor demasiado salado si lo sazonas de nuevo para probarlo, como en los viejos tiempos. Solo podemos aconsejarte que lo pruebes. No agregue sal, hornee pan sin sal en casa y sazone con hierbas frescas y secas durante un mes.

Ésta es la forma correcta de empezar.

Reemplace la sal de mesa con hierbas frescas y secas para comenzar su dieta DASH. Dale a tu paladar tres semanas para que se acostumbre a la falta de sal. Sin duda, sus comidas pueden parecer insípidas a primera vista. Sin embargo, después de un tiempo te acostumbras al bajo contenido de sal.

Ahora es el momento de concentrarse en implementar gradualmente nuestras recomendaciones dietéticas. Si cambia de pan blanco a pan integral, come avena en el desayuno por la mañana y llena la mitad de su plato con verduras frescas para el almuerzo y la cena, puede comer más cereales integrales y verduras. Deja de comprar bocadillos o dulces. Además, trate de cocinar tanto como pueda. Los restaurantes y las comidas preparadas a menudo usan altos niveles de sal y grasa. Aquí en EAT SMARTER encontrarás platos sencillos y sabrosos.

Tome su tiempo. Es imposible romper los viejos comportamientos en un mes. Pero no te preocupes, estás a salvo. Incluso si no ha comido verduras en mucho tiempo, no le gustan los granos integrales y los prefiere pesados y salados, después de unos meses de conversión gradual encontrará su nueva dieta deliciosa y su nuevo estilo de vida más placentero.

Después de todo, se producen buenos cambios después de la primera fase de conversión. Es casi seguro que perderá peso, ganará energía y mejorará su estado de ánimo. A la larga, ganarás años de vida y una mejor calidad de vida.

Capítulo 2: Ventajas Y Desventajas De La Dieta

Cuando se trata de reducir la presión arterial alta, la dieta DASH tiene muchos beneficios. Aquellos que consumen una dieta baja en sal y a base de plantas pueden reducir su presión arterial. Además, la dieta es rica en diversos minerales y carbohidratos complejos. Esto significa que el cuerpo está bien abastecido y puede funcionar durante mucho tiempo.

Los alimentos ricos en fibra como frutas, verduras y cereales integrales son increíblemente satisfactorios. Un resultado probable es que las personas consuman menos calorías a lo largo del día. Sin tener que prestar atención a las calorías, la dieta DASH puede tener una influencia positiva en el peso corporal a largo plazo.

Por supuesto, seguir la dieta DASH no siempre es fácil. Aquellos que viajan con frecuencia y no pueden preparar sus comidas tienen dificultades para encontrar recetas y alimentos sin procesar y bajos en sal. Los deportistas activos también deben tener cuidado de limitar su ingesta de sal de mesa. La dieta DASH está destinada principalmente a personas con presión arterial alta. Cualquier persona que no tenga presión arterial alta o que pierda mucha sal por sudoración excesiva debe asegurarse de tener suficiente sal.

Capítulo 3: ¿A Quién Está Destinada La Dieta Dash?

La dieta DASH es especialmente beneficiosa para las personas con presión arterial alta. Los adultos con presión arterial ligeramente elevada debido a un estilo de vida poco saludable o predisposición genética pueden usar la dieta DASH para prevenir la presión arterial alta.

Preguntas Frecuentes

Al leer este post, es posible que tenga algunas preguntas. Las siguientes secciones responden preguntas frecuentes sobre la dieta DASH. **¿Puedes beber alcohol mientras sigues la dieta DASH?**

Aquellos que consumen alcohol regularmente tienen presión arterial alta. El consumo de alcohol representa el 2 6% de todos los casos de presión arterial alta en todo el mundo. La presión arterial aumenta en 2 mm Hg por cada 2 0 gramos de alcohol que se consumen con regularidad. Esto equivale a beber 2130 a 35 ml de cerveza o 2 00 ml de vino espumoso todos los días ¿Crees que es una cantidad considerable? Puede evitar el alcohol por completo o limitarse a uno o dos vasos el fin de semana para regular su presión arterial alta y hacer algo bueno para su salud.

¿Está bien consumir café durante la dieta DASH?

La cafeína en el café y el té puede aumentar temporalmente la presión arterial. Por lo tanto, quienes consumen mucha cafeína de manera regular y tienen presión arterial alta deben tener cuidado.

Según las últimas investigaciones, las personas con presión arterial normal experimentan un efecto de habituación cuando consumen café a diario. La cafeína provoca un aumento temporal de la presión arterial que vuelve rápidamente a la normalidad. Este efecto de habituación no parece ser tan fuerte en personas con presión arterial alta. Además, el aumento de la presión arterial es aproximadamente un 4 6 % más fuerte que en personas sanas.

El consumo de cafeína debe reducirse al mínimo. Una taza o dos de café o té al día es perfectamente aceptable. Sin embargo, se debe tener mucho cuidado al consumir grandes cantidades de cafeína, especialmente si está bajo mucho estrés.

Capítulo 4: Cómo Restablecer Tu Rutina De Sueño

Los adultos necesitan de siete a nueve horas de sueño por noche para mantener su salud mental y física, y es imperativo que lo hagan de forma constante.

Desarrollar un horario de sueño saludable es una de las mejores maneras de aumentar la probabilidad de un sueño constante. Tanto la mente como el cuerpo pueden aclimatarse a un patrón que incluya cantidades suficientes de sueño de alta calidad si se adhieren a un horario regular y practican hábitos de sueño saludables.

Por desgracia, un patrón de sueño normal puede verse alterado por una gran variedad de factores. Cuando esto ocurre, la hora de acostarse y las horas de vigilia de una persona pueden cambiar significativamente, y pueden alternar entre noches en las que duermen una cantidad excesiva de sueño y una cantidad inadecuada de sueño.

La solución a este tipo de inconsistencia del sueño es aprender a restablecer su rutina normal de sueño. Además de esto, proporciona una plantilla para las personas que están interesadas en mejorar la calidad de su sueño y estar en condiciones de recibir el mayor descanso posible cada noche.

¿Por qué es tan importante mantener un horario de sueño regular?

La gente suele decir que son criaturas de la rutina.

2 porque estamos condicionados a determinados patrones de comportamiento por la repetición de ciertas señales y respuestas. 2 Por ello, es más probable que respondamos favorablemente a determinadas situaciones. En varias facetas de la vida cotidiana, incluido el sueño, las rutinas pueden ayudar a que las acciones sean casi completamente automáticas.

Establecer y mantener un patrón regular de hábitos de sueño saludables hace que sea mucho más sencillo adquirir la cantidad de sueño reparador que se necesita de forma regular. La práctica de dormirse rápidamente y permanecer dormido durante toda la noche puede convertirse en la norma si se desarrollan hábitos y señales que favorezcan el sueño. La repetición de una rutina ayuda a consolidarla en la memoria, lo que a su vez facilita el mantenimiento de patrones de sueño consistentes a lo largo del tiempo.

¿Cómo se altera un patrón de sueño normal?

Los patrones de sueño y los ritmos circadianos pueden desequilibrarse de varias maneras, entre ellas las siguientes:

El jet lag es una condición que puede ser causada por un viaje rápido a través de numerosas zonas horarias. Esta condición se manifiesta cuando el reloj interno del cuerpo no está sincronizado con el ciclo día-noche en el destino del viaje.

Las personas que trabajan en turnos de noche deben estar

despiertas cuando oscurece y dormir cuando sale el sol, lo que interrumpe la sincronización circadiana natural. - Trabajo por turnos: Las personas que trabajan en turnos de día deben dormir cuando está oscuro.

Un horario de sueño avanzado o retrasado: Algunas personas tienen un horario de sueño adelantado o retrasado en varias horas porque son noctámbulos o muy madrugadores, respectivamente. Esto se debe a que su fase de sueño, también conocida como horario de sueño, está adelantada.

La exposición a la luz artificial: A nivel biológico, el ritmo circadiano evolucionó para correlacionarse con la luz solar mucho antes de la invención de la electricidad. Sin embargo, el cerebro también es sensible a la luz artificial, lo que significa que la exposición prolongada a la iluminación artificial, así como a dispositivos electrónicos como teléfonos móviles, tabletas, televisores y ordenadores, puede interferir con las señales normales que se transmiten independientemente de si es de día o de noche. Esto se debe a que el cerebro responde tanto a la luz natural como a la artificial.

Hay muchas personas que no tienen una hora regular para acostarse o levantarse, por lo que sus horarios de sueño están desordenados. Su rutina para acostarse y levantarse puede ser muy imprevisible de un día a otro o de los días de la semana a los fines de semana, lo que impide que los niños desarrollen un patrón regular de sueño.

Decisiones de comportamiento: si realmente desea estudiar, practicar deportes o participar en actividades sociales sencillas, es posible que deba optar por quedarse despierto hasta tarde o levantarse temprano.

Cafeína y bebidas energéticas: Los estimulantes pueden ayudarte a sentirte alerta, pero también perturban la capacidad del cuerpo para equilibrar de forma natural el sueño y la vigilia, dificultando que te duermas cuando lo necesitas. Esto es especialmente cierto para las personas que ya están privadas de sueño.

Estrés y dificultades emocionales: Muchas personas tienen problemas para dormir porque están lidiando con el estrés, la ansiedad, la depresión u otros problemas emocionales o de salud mental. Estas situaciones pueden llevar a la mente a correr cuando es hora de dormir o crear somnolencia diurna cuando se debería estar despierto, lo que puede destruir las expectativas de un horario de sueño consistente y saludable.

¿Cómo podría modificar su patrón de sueño típico?

El primer paso para modificar su hábito de sueño es hacer del mantenimiento de la coherencia una prioridad absoluta. La razón por la que los hábitos y las rutinas son tan eficaces es porque se llevan a cabo de forma constante, desarrollando así un patrón.

Restablecer su patrón de sueño normal es un primer paso

importante. Elija una hora para irse a la cama y otra para levantarse que pueda cumplir y que le dé el tiempo suficiente para dormir la cantidad de horas que necesita. Mantenga este programa a diario, incluidos los fines de semana.

Es muy natural que le cueste adaptarse a su nuevo horario de sueño al principio del proceso. Lleva algún tiempo acostumbrarse a un nuevo hábito, así que no espere que le parezca natural de inmediato.

Puedes adaptarte a un nuevo horario de sueño cambiando tus rutinas de levantarte y acostarte en tramos de 2 6 o 4 0 minutos repartidos a lo largo de varios días. Alternativamente, puede concentrarse primero en la hora de levantarse, establecerla como una parte constante de su rutina, y luego utilizar las siguientes sugerencias para alterar sus patrones de sueño con el fin de entrenarse gradualmente para ir a dormir a la hora que se ha fijado para ir a la cama.

No existe una hora universalmente aceptada como la mejor para acostarse y levantarse. Para sincronizar su ritmo circadiano, debería, como regla general, esforzarse por salir de la cama al comienzo de las horas de luz, y luego tratar de relajarse y prepararse para ir a la cama cuando empieza a oscurecer por la noche.

Dicho esto, la cantidad de horas de luz disponibles puede variar enormemente en función de la ubicación geográfica, y para muchas personas no es posible seguir un horario de sueño que siga el ciclo día-noche de forma exacta. Por ello, las directrices generales que debe seguir son que la hora a la que se acuesta y la hora a la que se levanta deben - Permanecer constante de un día a otro.

Dormir entre siete y nueve horas.

Intentar programar las actividades de su vida personal para que se correspondan lo más posible con el día y la noche.

¿Permanecer despierto toda la noche le ayuda a volver a su rutina de sueño habitual?

Su capacidad para establecer un mejor régimen de sueño no

mejorará si no puede dormir toda la noche. Si no duermes lo suficiente, al día siguiente puedes tener problemas para concentrarte y pensar con claridad, lo que aumenta la probabilidad de sufrir un accidente, especialmente uno que podría ser catastrófico si estás conduciendo.

Además, tras un periodo de falta de sueño, tu sueño no será nada parecido al normal. Por ejemplo, si sufres de rebote de sueño REM8, es posible que tus etapas de sueño estén desincronizadas. Esto significa que pasa una cantidad extraordinaria de tiempo en la etapa de movimiento ocular rápido del sueño. Dado que permanecer despierto toda la noche es contraproducente para las prácticas de sueño saludable, por lo general no se recomienda que regrese a su patrón de sueño normal después de un período prolongado de estar despierto toda la noche. Aunque existe una técnica conocida como cronoterapia que puede ayudarle a alterar su horario de sueño quedándose despierto cada vez más tarde por la noche con el fin de que se acueste a la hora que desee, quedarse despierto toda la noche no es en absoluto lo mismo. Incluso en situaciones en las que puede ser ventajosa, la práctica de la cronoterapia exige una preparación meticulosa y sólo debe hacerse bajo la supervisión de un médico cualificado.

Ensalada Mediterránea De Frijoles Dash

Ingredientes

- 250 oz. lata de frijoles blancos, escurridos y enjuagados
- 250 oz. lata de garbanzos
- ⅔ taza de pimientos rojos asados y picados
- 2 tazas de tomates cherry, en rodajas
- 1 taza de aceitunas Kalamata, en rodajas y sin hueso
- 2 cebolla roja pequeña, en rodajas
- 2 pimientos verdes, cortados en cubitos
- 2 pepino inglés en rodajas

- 2 taza de queso feta desmenuzado
- Pizca de menta fresca
- Perejil fresco

Para la Salsa

- 4 dientes de ajo picados
- pimiento rojo para especias
- sal y pimienta para el sabor
- especias extra (tú eliges)
- 1 taza de AOEV
- 4 cucharadas de vinagre de vino tinto
- 2 limones, con el jugo

Instrucciones:

1. Combina las aceitunas, los pimientos rojos asados, los frijoles blancos, los tomates cherry, el pepino, las cebollas verdes, el queso feta, la menta y el perejil.
2. En un tazón pequeño, mezcla el aceite de oliva, el jugo de limón, el ajo y el vinagre de vino tinto. Agrega sal y pimienta y 2 cucharadita de otra especia de tu elección, como el zumaque o el orégano.
3. Vierte ligeramente el aderezo sobre la ensalada y luego mezcla bien con la ensalada.
4. Sirve la ensalada con hummus o pan de pita.

5. Alternativamente, podrías usar esta ensalada para hacer un sándwich o rollo.

Capítulo 5: Grupos De Alimentos De La Dieta Dash

La dieta DASH es fácil de seguir porque utiliza alimentos comunes que están disponibles en su supermercado local. La dieta DASH sugiere porciones diarias para cada uno de los diferentes grupos de alimentos. La cantidad de porciones que comas dependerá de tus necesidades calóricas diarias.

Las porciones diarias sugeridas en la pirámide variarán dependiendo de sus necesidades calóricas. Puede encontrar las porciones requeridas por calorías diarias en el siguiente capítulo sobre control de porciones y tamaños de porciones. *

La máxima prioridad en cualquier dieta es asegurarse de obtener los nutrientes adecuados. Una gran parte de obtener los nutrientes adecuados incluye beber suficientes líquidos.

Hay muchas personas que sufren de deshidratación regularmente porque simplemente no beben suficiente agua para mantener sus órganos vitales saturados con fluidos saludables.

Los peligros de la deshidratación

El cuerpo adulto promedio se compone de 130 a 35 a 66 por ciento de agua. El tejido graso no contiene tanta agua como el tejido magro, por lo que cuanta más grasa tenga, más difícil será para su cuerpo almacenar el agua necesaria para ayudar a que sus órganos vitales funcionen correctamente.

Con el cuerpo ya compuesto de tanta agua, pensarías que ya no necesitaría más, pero eso no es cierto. Si un área del cuerpo comienza a secarse, reduce todo el flujo de fluidos dentro del cuerpo. Esto reduce la presión arterial al disminuir el volumen del flujo sanguíneo y disminuye la presión arterial contra las paredes de las arterias.

Cuando esto sucede, hay una reducción en la cantidad de oxígeno en la sangre, bajando así los niveles de oxígeno que están llegando a los órganos vitales y al cuerpo. tejido de punto. A medida que esto continúa, todo su sistema finalmente comienza a desequilibrarse porque no tiene suficiente agua para mantener los fluidos que fluyen correctamente en su cuerpo.

¿Cuánta agua necesitas?

Si hace ejercicio y suda, debe aumentar la ingesta de líquidos para compensar la pérdida adicional de líquidos. Debe beber entre 4 y 8 onzas de agua durante un entrenamiento cada quince minutos y otras 2 6 onzas después de terminar de hacer ejercicio para compensar la pérdida de líquidos durante el entrenamiento.

Nuestros cuerpos necesitan 64 onzas líquidas de agua todos los días para que funcionen de manera efectiva.

Si una enfermera alguna vez ha tenido problemas para extraer sangre de su cuerpo, intente beber 64 onzas líquidas de agua todos los días la semana anterior a su análisis de sangre para ver si es más fácil extraer la sangre. 64 onzas líquidas equivalen a 8 vasos de ocho onzas de agua al día.

Cómo obtener la cantidad necesaria de líquidos

Puede obtener líquidos a través de líquidos que no sean agua, aunque no todos los líquidos son iguales y algunos pueden dañar su cuerpo si bebe demasiado. Las bebidas alcohólicas o los refrescos son un par de ejemplos de líquidos que pueden dañar tu cuerpo. La leche, por otro lado, es una fuente decente de líquido que puede ayudarlo a mantenerse hidratado. Viene en segundo lugar al agua.

También es posible obtener parte de su consumo de agua de frutas, verduras y los alimentos que come.

La sandía, por ejemplo, tiene un 10 0 % de agua y puede ayudar a tu cuerpo a mantenerse hidratado.

El núcleo de la pirámide de la dieta DASH es el agua. Una excelente manera de hacer que su ingesta de H2O sea más atractiva es agregar limón al agua junto con una o dos gotas de Stevia líquida.

Signos de deshidratación

Si pasa un período de ocho horas sin vaciar la vejiga, está deshidratado. Los signos de deshidratación incluyen orina oscura, sensación de cansancio, malhumorado, malhumorado y experimentando dolores de cabeza. Cuando está deshidratado, su corazón también tiene que trabajar más para impulsar la sangre a través de sus venas.

Tu cuerpo reaccionará negativamente cuando tenga que compensar la falta de líquidos, así que asegúrate de mantenerte hidratado.

Programar su consumo de líquidos en su día

Si eres como yo, es posible que de vez en cuando te olvides de beber agua durante el día. Por suerte, hay algunas alarmas y aplicaciones geniales en línea que pueden recordártelo.

No dejes que algo tan simple como olvidar beber un vaso de agua durante tu ajetreado día te cause otro dolor de cabeza. Tome suficientes líquidos y su cuerpo lo recompensará.... además, reducirá el nivel de estrés en su corazón.

El segundo nivel de la pirámide alimenticia de la dieta DASH incluye cereales, panes, arroz y pasta fortificados. Las variedades de granos integrales de este grupo de alimentos son las mejores, ya que le brindan la mayor cantidad de nutrientes y contienen niveles más altos de vitaminas y minerales. También contendrán la menor cantidad de productos químicos procesados como azúcares añadidos y colorantes.

Pero, ¿qué hacen estos alimentos por usted y cómo lo ayudarán en sus esfuerzos por perder peso?

Los alimentos granulados proporcionan energía

El grupo de alimentos granulados respalda el nivel de energía de su cuerpo cuando ejerce fuerza durante el ejercicio o cuando usa su mente para resolver algo, ya sea una pregunta matemática o un dilema personal.

Los alimentos granulados mantienen la sensación de saciedad por más tiempo

Solo media taza de arroz de grano largo incluida con un salteado puede mantener la sensación de saciedad por más tiempo que si no incluyera una porción de granos integrales con su comida.

Comer avena en el desayuno es una gran idea porque son una gran fuente de fibra soluble. La fibra soluble hace que los intestinos sean más suaves y capaces de mover mejor los subproductos.

Los panes contienen fibra insoluble y actúan como un agente de carga que ayuda a mantener su sistema regular.

El siguiente grupo en la Pirámide de la Dieta Dash incluye verduras y frutas. Cuanto más almidonada sea la verdura, más rápido te hará sentir lleno y más durará tu sensación de saciedad.

La desventaja de las verduras con almidón es que se convierten en azúcar cuando se procesan y, a menudo, tienen menos contenido de agua que otros tipos de verduras. Asegúrese de controlar el tamaño de las porciones y no cometa el error de comer demasiadas porciones de vegetales con almidón.

En el otro lado de la pirámide de la dieta DASH está la sección de frutas. Las frutas ricas, dulces y deliciosas pueden ofrecer agua adicional a su dieta. También llenan un antojo natural que todos tenemos por la dulzura.

Las frutas y verduras son una gran fuente de fitonutrientes y fitoquímicos

Las frutas y verduras son una excelente fuente de vitaminas y minerales que le brindan a su cuerpo los nutrientes que necesita para combatir enfermedades y rejuvenecer su sistema. La fuente de fitonutrientes y fitoquímicos de su cuerpo proviene de este grupo de alimentos.

Los fitonutrientes y los fitoquímicos son nutrientes poderosos que lo protegen de la hipertensión y de otras enfermedades como la diabetes, los accidentes cerebrovasculares, las enfermedades cardíacas y algunos tipos de cáncer.

Las frutas y verduras también te ayudan Mantener un peso saludable__ya que reducen los niveles de colesterol y presión arterial.

Come frutas y verduras de colores

Coma frutas y verduras en una variedad de colores. Piensa en "arcoíris". Un acrónimo que puede ayudarte a recordar los colores del arcoíris es ROY G BIV. Esto significa rojo, naranja, amarillo, verde, azul, índigo y violeta, ¡todos los colores del arcoíris!

Cuanto más brillantes y variados sean los colores, más nutrientes obtendrás de las frutas y verduras.
Comer más de las porciones recomendadas

Si elige comer más de la porción diaria recomendada entonces es mejor comer más vegetales primero y luego migrar a las frutas, teniendo en cuenta que algunas frutas se convertirán en azúcar en su cuerpo después de comerlas.

Cuando tiene deficiencia de cierta vitamina o mineral, hay una verdura o fruta disponible que contiene el nutriente exacto que necesita para corregir esa deficiencia. Agregar una verdura o fruta que normalmente no come le permitirá cubrir todas sus bases de nutrientes para que pueda corregir su deficiencia de forma natural en lugar de un suplemento.

Sopa De Tomate Con Ajo

Ingredientes:

- 2 taza de caldo de verduras
- Pimienta al gusto
- Albahaca, para decorar
- 8 tomates Roma picados
- 2 taza de tomates secos
- Dos cucharadas de aceite de coco
- Cinco dientes de ajo, picados
- 35 a 40 onzas de leche de coco

Instrucciones:

1. Toma una olla y calienta el aceite en ella.
2. Sofríe el ajo en ella durante 1 minuto.
3. Incorpora los tomates romanos y cocínalos durante 8-2 0 minutos.
4. Remueve de vez en cuando.

5. Excepto la albahaca, añade el resto de los ingredientes y remueve bien.
6. Cubre la tapa y cocina durante 6 minutos.

Pizza Margarita Integral

Ingredientes

•2 cucharada de aceite de oliva

Para el relleno

•5 tazas de espinacas

•5 tazas de tomates, en rodajas

•2 cucharada de orégano (picada)

•2 cucharada de ajo (picado)

•2 cucharadita de pimienta negro

•2 onzas de mozzarella

•2 cucharadita de levadura seca activa

• 1/2 taza de agua tibia

•¾ taza de harina de trigo integral

- 2 cucharadas de harina de cebada
- 2 cucharaditas de gluten
- 2 cucharada de avena

Direcciones

1. 2 . Para hacer la masa, disuelva la levadura en agua tibia, deje reposar durante 6 minutos.
2. Mezcle los ingredientes secos. Agregue la mezcla de aceite, agua y levadura.
3. Amase los ingredientes durante 30-35 minutos para obtener la mejor textura.
4. Un mezclador eléctrico es útil, pero no es necesario.

5. Deje que la masa se eleve en el refrigerador por un mínimo de 2 hora.

6. Precaliente el horno a 450 F.

Coloque la masa en la bandeja

para hornear o en la cáscara de
pizza.

7. Cubra con espinacas, tomates,
albahaca, orégano, ajo, pimienta
negra y mozzarella.

8. Hornee durante 35-40 minutos
o hasta que el queso se derrita y
la masa se vuelva crujiente.

9. Servir caliente y disfrutar.

Capítulo 1: La Sal Y La Dieta Dash

La dieta DASH es más baja en sal que la dieta estadounidense típica, que puede contener hasta 4 400 miligramos de sodio por día.

La cantidad diaria de sodio para la dieta DASH es de 2450 mg. Sigue las Pautas dietéticas para estadounidenses para limitar la ingesta diaria de sal a menos de 2,450 miligramos. Eso es aproximadamente el contenido de sodio de 2 cucharadita de sal de mesa.

El DASH bajo en sodio tiene un límite diario de sodio de 2 6 00 mg. Puedes elegir la dieta que se adapte a tus necesidades de salud. Consulte a su médico si no está seguro acerca de la ingesta de sal ideal para usted.

Qué Comer En La Dieta Dash

The DASH diet encourages the development of a flexible and balanced eating pattern that supports heart health. Using groceries from your local supermarket is easy to follow.

La dieta DASH es rica en frutas, cereales integrales y verduras. Se incluyen productos lácteos bajos en grasa, pescado, aves, frijoles y nueces. Prohíbe comer alimentos con alto contenido de grasas saturadas, como carnes grasas y leche entera.

Sopa De Melón

Ingredientes:

- ¾ de taza de leche de coco
- Zumo de 2 limas
- 4 tazas de melón de casaba, sin semillas y cortado en cubos
- Una cucharada de jengibre fresco, rallado

Preparación:

1. Añade el zumo de lima, la leche de coco, el melón casaba, el jengibre y la sal en tu batidora.
2. Mézclalo durante 1-5 minutos o hasta que obtengas una mezcla homogénea.

Pechuga De Pollo Con Tomates Y Patatas Fritas

ingredientes

- 4 20g de filete de pechuga de pollo
- sal
- pimienta
- 4 cucharadas de aceite de oliva
- 250 ml de caldo de pollo

- 450 g de patatas (alternativamente hervidas y peladas del día anterior)
- 4 tomates bife
- 30 a 35 g de perejil
- 130 a 35 g de cebollas pequeñas

Preparación

1. Cocine las papas en agua hirviendo durante unos 30-35 minutos, luego escurra y escurra.
2. Mientras tanto, lave los tomates, córtelos por la mitad y exprima con cuidado las semillas.
3. Lavar el perejil, agitar para secar y picar.
4. Pelar las cebollas y cortarlas en trozos finos.
5. Lave el filete de pechuga de pollo, séquelo y córtelo en diagonal en rodajas finas.
6. Coloque las rodajas entre 2 películas adhesivas, aplánelas en pequeños escalopes con una sartén pesada o un ablandador de carne, sazone con sal y pimienta.

7. Calentar una sartén y freír las mitades de tomate en la superficie cortada sin grasa a fuego alto y luego retirar.

8. Pon 2 cucharadas de aceite en la sartén y calienta.

9. Freír las chuletas de pollo de cada lado durante 1-5 minutos a fuego medio y retirar.

10. Poner la cebolla y los tomates en la sartén y sofreír durante 1-5 minuto.

11. A continuación, pela y corta las patatas.

12. Calentar el resto del aceite en una segunda sartén y freír las patatas por todos lados a fuego medio durante unos 10 minutos y sazonar con sal y pimienta.

13. Picar los tomates, agregar el caldo y cocinar durante 1-5 minutos.

14. Calentar brevemente el escalope con perejil en la sartén, sazonar con sal y pimienta.

15. Sirve con las patatas.

Ensaladera Mediterránea Dash

Ingredientes

- 2 cebolla roja pequeña, en rodajas
- 1 cucharadita de orégano fresco
- 1 cucharadita de menta fresca
- hojuelas de chile rojo espolvoreadas
- 8 cucharadas de AOEV
- jugo de limón (un limón)
- sal y pimienta para el sabor
- 2 tazas de cuscús de trigo integral
- tazas de agua
- 2 latas de corazones de alcachofa
- 2 tarros de pimientos rojos asados
- 2 taza de aceitunas Kalamata, escurridas y sin hueso

- 2 tazas de tomates cherry picados y lavados

Preparación

1. Prepara el cuscús hirviendo agua, revolviendo y apagando el fuego.
2. Luego, cubre la cacerola con una tapa y déjala reposar durante 6 minutos.
3. Revuelve con un tenedor antes de servir.
4. Mezcla los ingredientes, excepto el cuscús.
5. Mezcla bien. Luego, pon la ensalada en el refrigerador por 30 a 35 minutos y luego agrega el cuscús.
6. Sirve la ensalada fría o a temperatura ambiente.
7. Guarda las sobras en el refrigerador por hasta 5-10 días.

Conclusión

Ahora que hemos llegado al final de este maravilloso pase, no me queda más que gratitud para ti, querido lector, por haber dado el primer paso hacia una verdadera transformación. Estoy sumamente agradecida por el compromiso que has demostrado al leer todos y cada uno de los capítulos, subcapítulos, citas, recomendaciones y sugerencias contenidas a lo largo de todas estas páginas. Este es un libro que escribí con mucho cariño, amor y paciencia, pero sobre todo con la intención ineludible de transmitir todos los conocimientos y experiencias que he ganado a través de los años. Es posible mejorar nuestras condiciones de vida: yo soy un ejemplo de ello. Lo que muchas veces nos hace falta es un pequeño empujoncito, una voz que más que juzgar nos guíe por el camino del cambio.

You just be totally proud and there are plenty of reasons. First of all, you are easily making a conscious decision to change your life, to turn it upside down. From now on, apply the criteria considered during the first part of the book. Ahora lo que más importa es que te mantengas fiel a ese compromiso que has construido hacia ti. ¿Por qué las personas fallan tanto en el camino hacia sus objetivos? ¿Por qué tantos hombres y mujeres, con inmensas capacidades, tiran la toalla a las primeras de cambio? Existen muchas explicaciones posibles pero la más plausible es porque pierden la motivación en el camino. Ahora que tienes las herramientas para automotivarte a seguir el sendero del bienestar, no queda más que estar totalmente orgullosa/o contigo mismo por haber dado este increíble paso.

Actualmente existe una tendencia cada vez más creciente de cuidar nuestra salud. Aunque todavía queda mucho por hacer para que el conjunto de la sociedad sea consciente de sus necesidades más básicas en cuanto a alimentación saludable, el panorama no puede ser más esperanzador. Lo ideal es que te empapes de esta sensación, que realmente crees el escenario ideal para poner en práctica tu dieta, sea cual sea la que hayas elegido. De esta manera, te lo garantizo, los resultados llegarán más temprano que tarde a tu vida. ¿Quieres perder peso? Opta por una dieta que se adecúe a tu estilo de vida; ¿quieres mejorar tu salud cardíaca? Busca entre las muchas opciones ofrecidas en el tercer capítulo una que calce a la perfección con tu situación clínica; ¿quieres ganar en resistencia o mejorar tu vida sexual? Evalúa cada alternativa y escoge con pensamiento crítico, deslindándote de los prejuicios y experiencias de otras personas. Esta es la única vía hacia una decisión funcional y efectiva.

Otra recomendación que realmente quiero hacer fácil está directamente relacionada con este libro. No seas el típico lector que solo lee por entretenimiento, que al final de la última frase esconde el libro en los espacios más profundos de su biblioteca personal. Este es un error básico que muchas personas cometen. Tú, en cambio, si sigues esta sugerencia, tendrás este libro siempre a mano, simplemente utilizándolo como guía práctica en todo momento. Las múltiples recomendaciones y reflexiones que se encuentran en estos capítulos te serán de gran ayuda para enfrentar no sólo los momentos felices del simple cambio que comienzas a implementar, sino también los momentos difíciles en los que tu fuerza de voluntad flaquea. Piénsalo por un momento, ¿cómo pueden ayudarte las palabras que están escondidas, perdidas entre decenas de otros libros en tu biblioteca personal?

Te invito, pues, a que utilices este libro como una guía de cabecera. Tenlo siempre a tu disposición, cerquita. Y cuando tengas dudas sobre qué hacer en tiempos de crisis siempre encuentres una palabra de aliento, una sugerencia, un consejo de parte de una amiga a la que no conoces pero que ha decidido transmitir sus conocimientos para que tu vida mejore significativamente.

Héctor Gabriel Suárez, escritor y promulgador de la literatura de superación personal, en su libro Alcanza el verdadero éxito nos regala esta maravillosa reflexión:

Tienes un propósito que cumplir. Tu verdadero propósito es tan grande, que cuando lo descubres y te dispones a trabajar para alcanzarlo, el universo te allanará el camino y te mostrará a cada instante por dónde ir, es decir, conspirará para que lo lleves a cabo. Porque tu ser interior sabe adónde ir, y si lo escuchas, llegarás a destino. Tu propósito te llenará de energía, de alegría y de felicidad. Cuando te alejes de tu propósito ten por seguro que sentirás tristeza, dolor, frustración.

Y cuando retomas el camino de tu propósito volverá la paz, el amor, la tolerancia, vuelve el perdón, vuelven tus victorias privadas que se hacen públicas. Porque saber que recorres el camino hacia tu propósito te llena el alma y te conviertes en una persona feliz con el mundo y ya no hay iras vanas ni frustraciones.

Solo quien conoce con exactitud su propósito inmediato, quien lo tiene tatuado entre ceja y ceja, puede mirar al mundo y encontrar en él un sinfín de oportunidades para llevar a cabo su plan. Sí, sólo quien sabe cuál es su propósito verá en este libro lo que realmente es: herramientas para llevar a cabo un cambio que no sólo traerá bienestar y salud física, sino también felicidad. La felicidad, la gran necesidad de la vida contemporánea. Una vida donde imperan dinámicas de competitividad, donde el arduo trabajo del mundo profesional a menudo nos impide fijar acciones que nos satisfagan y nos hagan más felices.

Eres alguien que conoce sus metas, que tiene interiorizado el mapa que recorrerá para alcanzar su meta final. Lo que a menudo nos detiene son los prejuicios, que en su mayoría provienen de elementos externos, y la falta de motivación. Sin embargo estos dos males no tienen nada que decir contra quien está convencido de que puede cambiar su vida para bien. A partir de este momento, querido lector empieza el verdadero cambio. El nuevo camino hacia una mejor vida. Dependerá exclusivamente de ti que este camino te lleve por senderos de bienestar y salud o no. En todo caso, tengo confianza plena en lo que decidirás, no solo porque ahora conoces los riesgos en el camino, también porque dispones de un conjunto de herramientas que me fueron de gran ayuda y que te he heredado para verte más feliz que nunca. Ojalá un día nos tropecemos por la calle y me enseñes cuánto transformaste tu vida con la implementación de todas las sugerencias y técnicas que te facilité en este libro. Esa sería mi felicidad más completa.